CONSIDÉRATIONS

SUR LES

HERNIES

PAR LE DOCTEUR GUILLON

Ancien Chirurgien de la Marine de l'Etat

Prix : 2 francs.

ROYAN

IMPRIMERIE VICTOR BILLAUD, RUE DU MARCHÉ

1878

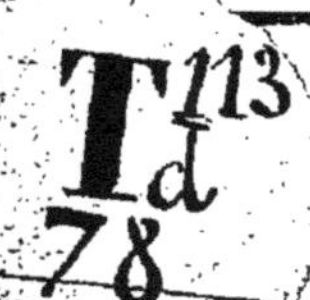

CONSIDÉRATIONS SUR LES HERNIES

CONSIDÉRATIONS

SUR LES

HERNIES

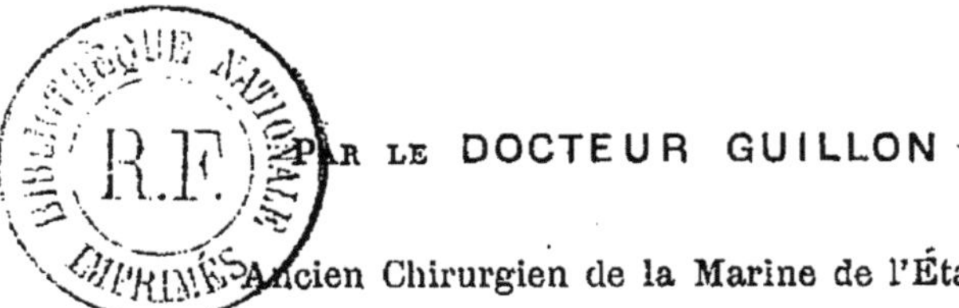

PAR LE DOCTEUR GUILLON

Ancien Chirurgien de la Marine de l'État

ROYAN

IMPRIMERIE VICTOR BILLAUD, RUE DU MARCHÉ

—

1878

CONSIDÉRATIONS SUR LES HERNIES

Théories diverses sur le mécanisme de l'étranglement.

Opinions personnelles et Observations

Une des opérations qui se présentent le plus souvent à la campagne, c'est celle de la hernie étranglée. Peut-être même serait-elle plus fré-quente encore, sans l'ignorance, la pusillanimité des personnes qui sont atteintes de cette maladie, et surtout les funestes conseils des gens intéressés qui se trouvent auprès d'elles, et qui cherchent autant qu'ils peuvent à les en détourner.

Les cas où, par suite d'accidents immédiats ou par négligence dans des maladies anciennes, le chirurgien est appelé à intervenir, n'en sont pas moins nombreux, et, malgré les dangers auxquels ces funestes retards devraient exposer les malades, il faut reconnaître cependant qu'en raison, sans doute, des circonstances hygiéniques dans lesquelles ils se trouvent placés, les résultats des opérations qui leur sont pratiquées sont généralement heureux, beaucoup plus surtout qu'ils ne le sont au sein des grandes villes et dans les hôpitaux, entre les mains des praticiens même les plus habiles.

Nous sommes, quant à nous, depuis le mois de janvier 1834, à notre 72ᵉ opération, sur un nombre de plus de 156 cas de hernies que nous avons eu à traiter dans différentes conditions, et tandis que, dans les hôpitaux, la moyenne des morts à la suite de l'opération est d'un tiers au moins, nous pouvons affirmer que, nonobstant les accidents les plus graves survenus chez quelques-uns d'entre eux, et dont nous donnerons de préférence ici les observations, nous n'avons perdu que sept de nos malades; dont nous avons, il y a quelques années déjà, entretenu la Société médicale de la Seudre, lorsqu'elle existait encore, en même temps que de quelques aperçus pratiques et de quelques appréciations personnelles sur les diverses théories en discussion alors au sujet du mécanisme par lequel s'opérait l'étranglement.

Selon quelques auteurs, l'étranglement ne s'opérerait jamais que par la constriction active exercée sur les parties herniées par les anneaux aponévrotiques.

Selon quelques autres, cette constriction active par l'anneau seul n'aurait jamais lieu, et serait toujours produite par le collet du sac.

De ce nombre, le professeur Malgaigne.

Selon d'autres enfin, elle ne serait que le résultat d'une expansion excentrique produite par un état inflammatoire du péritoine et des viscères contenus dans le sac, ou par l'accumulation des matières solides ou gazeuses que ces viscères renferment.

C'était l'opinion de Vidal de Cassis.

Nous nous donnerons bien garde de vouloir décider ici de semblables questions aussi habilement discutées. Si nous étions absolument obligé de donner sur ce point notre opinion personnelle, nous dirions seulement que chaque théorie nous semble trop exclusive, et que nous pensons plutôt que l'étranglement peut être, dans différents cas, l'effet de toutes ces causes isolées ou réunies. Et pour nous tenir tout-à-fait sur le terrain de l'observation et répondre en même temps à l'appel fait à ce sujet, à différentes époques, à tous les praticiens, nous nous contenterons de rapporter ici quelques-unes des opérations que nous avons pratiquées, avec les dispositions anatomiques particulières à chacune qu'elles nous ont présentées.

PREMIÈRE OBSERVATION.

Une des plus anciennes, et qui remonte au 5 janvier 1836, est celle que nous pratiquâmes au nommé Pitard, meunier à Meursac, âgé alors de 45 ans, d'une constitution très-robuste, et qui n'avait, dit-il, jamais eu de hernie.

Dans un effort qu'il fit pour soulever une poutre, il ressentit aussitôt dans l'aîne, du côté droit, une douleur très-vive, suivie immédiatement de la formation d'une tumeur considérable, accompagnée de vomissements.

Ces accidents continuaient depuis sept jours, lorsque nous fûmes appelé par le Dr Tenand, nouvellement établi, qui lui donnait ses soins. La tumeur avait alors le volume de la moitié du poing. Elle était un peu irrégulière et très-rénitente.

Les premiers soins ayant été déjà administrés sans résultat et le taxis tenté plusieurs fois aussi, l'opération fut décidée et pratiquée immédiatement.

La dissection du sac nous montra, comme nous l'avions d'ailleurs jugé d'avance, que la hernie avait eu lieu par le canal crural, et qu'elle était formée par une anse de l'intestin grêle en bas et en arrière, et en avant par une portion assez considérable du grand épiploon.

L'un et l'autre avaient déjà contracté avec le sac de nombreuses adhérences, et l'épiploon surtout, d'une nature si molle et si délicate, était le siége d'un gonflement inflammatoire très-prononcé.

En cherchant à introduire, après l'ouverture du sac, l'extrémité du doigt sous l'aponévrose crurale, pour opérer le débridement sur le bord tranchant du ligament de Gimbernat, avant même l'introduction du bistouri, et après la bandelette fibreuse divisée en écartant en dehors la masse épiploïque, et en retirant légèrement les parties herniées pour détruire les adhérences qui se trouvaient au collet du sac, pour faire, en premier lieu, la réduction de l'anse intestinale, nous reconnûmes que la portion du sac qui correspondait en haut et en dedans à l'arcade crurale et au ligament falciforme était, ainsi qu'un petit point de la membrane externe de l'intestin en arrière, le siége d'une ulcération grisâtre, n'intéressant encore que cette tunique externe, tel que paraît l'avoir observé aussi, dans certains cas, le Dr Goirand, d'Aix.

Cette ulcération, infiniment plus étendue sur le collet du sac que sur l'intestin lui-même, nous parut démontrer dès l'abord, d'une manière évidente, que la constriction, dans ce cas, ne pouvait avoir eu lieu qu'en dehors de l'enveloppe séreuse, et, par conséquent, par l'anneau aponévrotique.

La réduction, faite avec beaucoup de précaution en raison de la lésion intestinale, et avec beaucoup de peine d'une manière complète à cause de la masse épiploïque et de ses adhérences avec le sac, n'en fut pas moins suivie d'une prompte et parfaite guérison.

Réflexions.

Il s'agit ici, comme on le voit, d'une hernie crurale formée instantanément, ce qui est assez rare chez un homme qui n'en avait jamais eu.

L'érosion si petite de la tunique externe de l'intestin existait en même temps dans une étendue bien plus considérable sur le collet du sac, dont toute la paroi se trouvait intéressée, ce qui démontre évidemment, comme nous l'avons fait observer déjà, que l'agent de la constriction ne pouvait avoir eu lieu, en effet, qu'en dehors de l'enveloppe péritonéale.

En considérant, d'un autre côté, l'extrême développement que l'épiploon avait acquis, on est naturellement porté à croire que le mécanisme de l'étranglement n'a pu avoir lieu ici que par l'anneau fibreux, moins dilatable encore qu'ailleurs, plus tranchant et résistant davantage contre l'effort excentrique résultant du gonflement même des parties herniées, de manière à expliquer, en définitive, l'érosion de ces parties de dehors en dedans. L'étranglement serait alors comparable à celui opéré par le prépuce sur le gland et le corps caverneux dans le cas de paraphymosis, et mieux encore à celui qui résulte de l'introduction forcée d'un doigt ou d'une partie allongée dans un anneau métallique trop étroit.

De ce que l'extrémité du doigt a pu être introduite dans l'anneau aponévrotique pour opérer le débridement, conclura-t-on que, dans ce cas, la constriction pouvait n'avoir pas lieu à l'arcade aponévrotique ; mais l'objection subsisterait avec autant de force pour l'étranglement par le collet du sac.

D'après ce qui précède, on serait donc autorisé à penser que, dans quelques cas de hernie, l'anneau fibreux qui a été traversé par un viscère déplacé ne diminue point ses diamètres pour étrangler ce viscère, mais que c'est bien celui-ci qui, en s'y engageant, augmente, par suite de l'obstacle à la circulation des vaisseaux dont il est pourvu, de volume, et s'applique contre l'anneau, qui, par le fait de son inextensibilité, résiste de plus en plus ; que, dans ces sortes de compression, en un mot, l'agent compresseur n'agit qu'en résistant, et que ce sont les tissus engagés eux-mêmes qui vont se comprimer contre lui.

DEUXIÈME OBSERVATION

Depuis plusieurs annés, Mme Dequeux, épouse d'un colonel d'artillerie qui a longtemps commandé le parc d'artillerie de Rochefort, était atteinte d'une hernie crurale irréductible du côté droit, qu'elle avait toujours prise pour une glande engorgée, et qu'en raison du peu de gravité de symptômes auxquels elle avait donné lieu jusque-là, il était permis de soupçonner d'avance n'être formée que par une partie de l'épiploon.

A la suite d'une marche forcée, une portion d'intestin grêle, qui, probablement, n'était point auparavant comprise dans le sac, s'y engagea : aussitôt se manifestèrent avec violence les signes de l'étranglement. Ceux-ci continuèrent de la même manière pendant six jours, et le médecin ordinaire ayant été obligé de s'absenter, je fus appelé à donner, à sa place, des soins à la malade.

Dès le premier instant, l'existence d'une hernie étranglée me parut démontrée. Mais Mme Dequeux, pensant toujours, comme on le lui avait d'ailleurs, dit-elle, assuré depuis longtemps à Rochefort, ne porter dans l'aîne qu'une tumeur glandulaire, et n'attribuant, par conséquent, cette fois encore, qu'à de simples coliques tous les accidents auxquels elle se trouvait actuellement en proie, se refusa d'abord à l'opération, que je lui proposais comme seul moyen de salut.

Une consultation, nécessitée autant par ce refus que par ma position, dans l'absence de mon confrère, de simple médecin officieux, l'ayant enfin convaincue qu'en effet, elle était atteinte d'une véritable hernie, Mme Dequeux finit par se décider à l'opération, qui ne put avoir lieu encore que le lendemain.

Un ancien confrère, - qui, quelques années avant moi, avait exercé la médecine dans le canton, qui occupait alors dans l'administration un rang très-élevé, et qui, dans ce moment, se trouvait dans sa famille, voulut bien, dans cette circonstance difficile et pressante, me prêter son assistance et ses conseils éclairés.

L'abdomen, depuis la veille, était devenu très-douloureux et fortement météorisé, le pouls presque insensible. Les vomissements, quoique plus rares, continuaient cependant, et la tumeur offrait encore assez de rénitence.

L'opération nous paraissait très-hasardée. Nous dûmes néanmoins obéir au précepte :

Melius remedium anceps quam nullum.

Le sac fut très-promptement mis à nu par

une incision de la base au sommet d'un pli
formé des parties extérieures, comme j'ai toujours l'habitude de la pratiquer.

L'enveloppe séreuse incisée à son tour, la
tumeur se trouva formée en plus grande partie
en effet par l'épiploon.

Des adhérences très-nombreuses et très-an-
ciennes l'unissaient au collet et à la partie
antérieure du sac, auquel adhérait aussi, en
dedans et en arrière, mais par des brides de
formation récente, une petite portion de l'intestin grêle. Celle-ci, quoique fortement ardoisée
et parsemée de petits points blanchâtres indi-
quant une rupture prochaine, offrait cependant
encore une certaine résistance. L'ouverture
n'avait donné lieu qu'à la sortie d'une petite
quantité de sérosité noirâtre.

En soulevant avec précaution les parties
pour détruire, avec les ciseaux mousses, les
adhérences et introduire, sous l'arcade crurale,
l'extrémité du doigt pour opérer le débridement, la pression exercée sur ces parties
donna lieu immédiatement à la sortie d'un
liquide muco-purulent, et, avant que l'instrument tranchant n'eût été encore introduit dans
l'anneau pour l'inciser, un examen plus atten-

tif nous permit de reconnaître, sur la partie interne et profonde de l'anse intestinale, à l'endroit même où avait lieu la constriction, une petite ulcération à bords blanchâtres, irréguliers, non saignants, d'un centimètre d'étendue environ, et correspondant à une semblable ulcération du collet du sac, un peu plus étendue et formée évidemment par le bord tranchant du ligament de Gimbernat.

Cette bandelette aponévrotique ayant été divisée à l'aide du bistouri boutonné, conduit par la pression du doigt directement vers le pubis, toute la portion de l'épiploon, à un état de désorganisation trop avancé pour être réduite, fut liée en masse aussi haut que possible et excisée en avant de la ligature.

L'anse intestinale ne nous parut pas non plus dans un état à être réduite. — On ne pouvait non plus en faire l'excision et pratiquer la suture. — Nous nous bornâmes donc à maintenir les parties ulcérées et celles prêtes à se rompre, à l'orifice de l'anneau, et toutes les précautions ayant été prises, autant que possible, pour empêcher, au moment où la rupture complète aurait lieu, l'épanchement des matières fécales dans l'abdomen, la malade n'en succomba pas moins, vingt-quatre heures après l'opération, au milieu de douleurs absolument semblables à celles qu'elle avait éprouvées en commençant, et, tout à fait à la fin, dans les convulsions d'un véritable tétanos.

Réflexions.

Il s'agit encore ici, comme on le voit, d'une hernie crurale très-ancienne, indolente et irréductible depuis plusieurs années, et dont le collet du sac, par conséquent, par suite de l'épaississement qu'avaient subi ses parois, aurait dû se trouver dans les conditions les plus favorables pour déterminer seul, selon certaines théories, l'étranglement. Mais comment expliquer alors que ce collet, admis comme l'agent unique de la constriction, ait pu devenir lui-même le siége d'une ulcération évidemment exercée sur lui en même temps que sur l'intestin par le contour de l'anneau? N'est-il pas évident, ici encore, qu'elle ne peut être que l'effet de la résistance passive de la bandelette fibreuse sur le collet du sac par le développement, l'expansion excentrique des viscères contenus dans l'intestin, devenus, à la suite d'une marche forcée, le siége d'une inflammation primitive se continuant plusieurs jours, et terminée, à la fin, par des ulcérations à l'endroit même de la constriction, nécessairement plus forte, par la présence récente et forcée de cette portion intestinale, siége de fonctions plus actives et plus essentielles?

Quant à la mort survenue si vite à la suite de l'opération, elle nous paraît donc avoir été occasionnée par l'inflammation déjà trop avancée de la séreuse péritonéale, l'excision de la masse épiploïque après la ligature, bien plus que par la lésion même de l'intestin et les suites d'un épanchement dont rien ne nous a, d'ailleurs, après la mort, dévoilé l'existence. Les accidents tétaniques, à la suite des opérations de hernies comme après toutes les autres, ne sont pas non plus sans exemple, et la ligature pratiquée en masse pourrait bien aussi n'y avoir pas été tout à fait étrangère.

Dans de telles conditions, eût-il été préférable de ne pas opérer? Il n'en eût pas été autrement, assurément, et, indépendamment des renseignements précieux que peut aujourd'hui encore en retirer la science, il fût toujours resté, dans la conscience du médecin, le regret de n'avoir pas recouru à la dernière ressource, comme il nous reste celui de n'avoir pu, malgré nous, y recourir plus tôt.

Si, après la mort, l'autopsie nous avait fait découvrir un épanchement intérieur, malgré les précautions que nous avions eues de ne pas détruire quelques adhérences intestinales les plus haut placées, comme moyen plus sûr de maintenir cet organe en rapport avec l'orifice extérieur, peut-être aurions-nous pu nous reprocher d'avoir agi. Mais voici, à ce sujet, ce que nous a démontré l'ouverture cadavérique.

La portion restante du péritoine au-dessus de la ligature appartenait au grand épiploon, considérablement rétréci et comme replié du côté droit en forme de draperie. Sa couleur, ainsi que l'intérieur du sac, est infiniment plus rouge que dans l'état normal.

Les autres parties flottantes de l'enveloppe séreuse pouvaient être facilement déplissées et étalées sur la paroi abdominale. Les vaisseaux qui la parcouraient étaient aussi fortement développés.

Sur les parois du sac, en haut et en dedans, se trouvait l'ulcération dont nous avons parlé, et qui en occupait toute l'épaisseur, et, au-dessous, l'incision unique, de six à sept centimètres, résultant de l'opération. Sur sa surface interne, on reconnaissait les traces des adhérences anciennes qui l'unissaient à l'épiploon, et celles plus récentes qui le fixaient à l'intestin.

Tout l'intestin grêle, au-dessus de la partie herniée, présentait aussi une couleur rouge très-vive. La partie qui avoisine celle déplacée, retenue en arrière de l'anneau par les nouvelles adhérences, mais dont le calibre, par suite du débridement, reste parfaitement libre, est toujours noirâtre, un peu flasque, parsemée de plaques ardoisées, mais non encore détachées. Le gros intestin renferme une grande quantité de matières fécales à l'état liquide. L'abdomen ne renferme que des gaz et une très-petite quantité de sérosité très-foncée, mais sans la moindre trace de matières fécales. L'estomac et la vessie sont vides.

TROISIÈME OBSERVATION

Le nommé Boyard père, près Cozes, âgé de 67 ans, porteur, depuis plusieurs années, d'une hernie inguinale du côté gauche, toujours mal contenue, n'en avait jamais eu du côté droit.

En faisant un effort pour soulever sa charrue, il se manifesta bientôt, de ce côté, une tumeur de la grosseur d'un œuf, accompagnée de douleurs très-vives et de vomissements qui indiquèrent aussitôt au médecin appelé l'existence d'une hernie étranglée. Tous les soins et toutes les tentatives de réduction étant, depuis trois jours, demeurés sans effet, l'opération, pour laquelle je fus appelé, et à laquelle le malade était d'avance très-résigné, fut pratiquée le 2 avril 1841.

Comme on le voit, il s'agit encore ici d'une hernie formée d'emblée du côté droit, chez un homme qui, depuis longtemps, en portait une du côté gauche.

Les symptômes d'étranglement sont immédiats et très-pressants, et rien de semblable n'a lieu du côté de la hernie ancienne, qui reste indolente, souple et réductible.

La tumeur est très-sensible, rénitente, sans bosselures, et la tension des téguments étant trop considérable pour être soulevés, y former un pli, et le diviser, selon notre habitude, de la base au sommet, par une incision de dedans en dehors, une petite ouverture fut pratiquée d'abord à la partie moyenne, et agrandie aussitôt, en haut et en bas, à l'aide de la sonde cannelée.

Les différentes enveloppes extérieures furent de même divisées avec précautions, les unes après les autres, ce qui permit de bien les distinguer toutes, et d'isoler parfaitement le sac. Celui-ci, reconnaissable aussi par tous ses caractères anatomiques, ne présentait aucune déchirure, et il était facile de voir à sa transparence, à sa résonnance et à sa forme réguière, que les parties qu'il contenait n'appartenaient qu'à une portion d'instestin fortement distendue par des gaz.

L'enveloppe péritonéale ayant été ouverte à son tour par une très-petite ouverture pratiquée en bas, où paraissait accumulée une certaine quantité de sérosité qui s'écoula aussitôt, la sonde cannelée fut introduite dans son intérieur, et permit de l'inciser jusqu'à l'anneau.

La portion d'intestin contenue appartenait, en effet, à l'intestin grêle, et présentait une anse un peu plus longue et plus grosse que le pouce. Quoique d'une couleur un peu brune, il offrait cependant partout de la résonnance, de

la rénitence, et n'était non plus le siége d'aucune ulcération. Là encore, la constriction par
l'anneau seul nous parut évidente.

Elle était très-serrée, et toute réduction sans
opération manifestement impossible. Nous ne
comprenions pas mieux la possibilité d'un
débridement sous-cutané, sans danger de bles-
ser les organes, pas plus que le débridement
par déchirement de l'anneau, au moyen du
doigt introduit dans le canal, procédés opéra-
toires dont on commençait à parler dès cette
époque, et dont, malgré toutes nos réflexions
et nos études faites depuis sur une semblable
pratique, nous n'avons jamais pu nous former
une bien juste idée.

Le débridement eut donc lieu par la méthode
ordinaire, et une petite adhérence, de formation récente, ayant été détruite, la réduction
devint alors très-facile, et fit aussitôt disparaître tous les accidents.

Depuis l'opération, les selles s'étaient réta-
blies, et tout allait à souhait, lorsque, le 6ᵉ jour,
une partie du sac, retenue à dessein dans la
plaie, commença à se sphacéler. Sa chute, qui
eut lieu très-promptement, à l'aide de poudres
de quinquina et de camphre, n'avait cependant

donné lieu à aucun accident, lorsque, le 22ᵉ jour seulement, alors que la cicatrisation de la plaie était presque complète et la guérison tout à fait assurée, le malade se levant pour la première fois, il s'opéra tout à coup et sans aucune douleur une rupture de l'intestin, qui donna lieu à la sortie de bouillon, de liquide et de substances alimentaires mal digérées, qui inondèrent l'appareil, en même temps que quelques débris de membranes appartenant évidemment à l'intestin, et ce sans qu'aucun symptôme d'épanchement dans le ventre ne se manifestât, et sans que les selles ne cessassent d'avoir lieu assez régulièrement par l'anus. Cette circonstance assez singulière dut nous faire penser qu'une portion seulement du calibre de l'intestin avait été détruite en avant, et que des adhérences solides de chaque côté de la rupture avaient eu le temps de se former, et l'unissaient intimement à la paroi de l'abdomen.

Dans cette pensée, éclairé par un cas à peu près semblable quelques années auparavant, nous nous attachâmes alors, avec un certain espoir de guérison aussi, à déterminer, à l'aide d'une position constante sur le dos, d'une compression méthodique et de très - légères cautérisations de l'orifice anormal, à en déterminer l'entière oblitération, qui eut lieu, en effet, peu de jours après, sans aucune infirmité.

Depuis, aucun accident n'a eu lieu à cet endroit ; les fonctions n'ont cessé d'être régulières ; la hernie n'a jamais reparu de ce côté, et le malade, plus de six ans après, pouvait encore impunément se livrer à tous ses travaux habituels. Je n'ai su cependant ni comment ni à quelle époque est mort cet homme, à un âge certainement très-avancé.

Comme je viens de l'indiquer, c'était à peu près ce qui m'était arrivé déjà au commencement de ma pratique civile, chez un nègre, domestique d'un ancien capitaine au long-cours, que j'avais opéré d'une hernie inguinale du côté gauche, et dans l'appareil duquel je trouvai, à ma grande stupéfaction, une vingtaine de jours après son opération, des fragments de queues de poireaux non digérés et quelques débris de membranes, mais qui n'en guérit pas moins à l'aide des moyens que je viens d'indiquer, très-peu de jours après, sans la moindre infirmité, et sans même que jamais, plus tard, sa hernie ait reparu.

Réflexions.

Il n'est, dans ces deux cas, assurément aucune des circonstances qui ne soit féconde en enseignements utiles.

Dans celui du sieur Boyard, le sac péritonéal se sphacèle d'abord, et, plusieurs jours après, alors que la guérison paraissait assurée et prochaine, un anus anormal se forme. Nonobstant, aucun signe d'épanchement dans l'abdomen ne se manifeste ; la défécation continue à avoir lieu par l'anus naturel ; l'ouverture abdominale finit par s'oblitérer assez promptement sans opération particulière, et le malade guérit entièrement de sa hernie récente, en conservant l'ancienne dans le même état.

A la seule différence d'âge des deux sujets, et à l'élimination près, chez le plus âgé, du sac par le sphacèle, tout s'est exactement passé, chez tous les deux, de la même manière.

Chez le nègre, opéré au commencement de 1835, je n'en étais encore presque qu'à mes débuts, et je tenais encore davantage au succès.

Un effort considérable avait produit instantanément chez lui la hernie, et, en même temps, l'étranglement, ainsi que cela a eu lieu ensuite chez le nommé Pitard et chez le nommé Boyard. Que conclure dans ces trois cas, sur la manière dont l'étranglement s'est produit?

Une inflammation locale d'abord, s'étendant ensuite de proche en proche à la séreuse, en est-elle seule la cause? une condition nécessaire? Mais pourquoi alors, comme chez le père Boyard, atteint d'une hernie double, cette affection n'aurait-elle pas déterminé dans l'ancienne les mêmes accidents? La tumeur était-elle formée de parties différentes? Tout est nouveau dans les hernies. Si un collet, devenu calleux par son ancienneté, pouvait seul être l'agent d'une constriction aiguë, pourquoi celui qui, précisément, présente tous ces caractères, ne produit-il rien de semblable, tandis que, de l'autre côté, la portion de la même séreuse, qui vient à peine d'être déplacée, qui n'a pu prendre encore la consistance d'un sac bien organisé, qui n'offre point encore de collet persistant, est-il précisément celui où s'opère l'étranglement, et dans lequel même se développe, longtemps après que l'obstacle à la réduction a été levé, un sphacèle qui, de proche en proche, se communique à l'intestin, resté jusque-là en apparence très-sain, et fonctionnant très-régulièrement?

N'est-il pas plus naturel de penser qu'aucun symptôme de péritonite n'existait avant la nouvelle hernie, qu'un effort considérable a seul déterminé cet accident, et que les parties poussées avec violence par lui dans un orifice trop étroit, ces parties sont devenues, par le fait seul de cette position anormale et la compression exercée en même temps sur les vaisseaux dont elles sont pourvues, le siége d'un gonflement inflammatoire local, lequel, augmentant de plus en plus leur volume, les applique, avec de plus en plus de force, contre l'anneau fibreux, qui réagit à son tour, par le fait seul de son inextensibilité, contre l'expansion excentrique de ces parties?

Expliquerait-on autrement encore l'étranglement dans une hernie sans sac, qui se serait formée à travers une rupture du péritoine, ou revêtue d'un sac qui se serait fait passage à travers une déchirure de la tunique vaginale, ou dans l'écartement des fibres de quelque plan aponévrotique? Sous ce rapport, un canal accidentel, quand aucun faisceau musculaire n'agit sur lui de manière à le resserrer, offre-t-il beaucoup de différence avec les conduits naturels?

Quant à la gangrène survenue si tardivement au sac et à l'intestin chez deux de nos opérés sans presque en donner des signes, n'est-ce pas là une preuve de l'affaissement vital, à un âge comme à l'autre, déterminé par la constriction trop prolongée de ces parties, et une preuve aussi que l'enveloppe séreuse n'a pas pu être seule l'agent de la constriction, et que si c'était elle qui, primitivement, l'aurait fait supporter aux vaisseaux qu'elle contenait, elle a eu aussi à la supporter à son tour de quelque autre part que ce soit?

Le mécanisme de la guérison spontanée dans les hernies, de l'anus anormal survenu à la suite de l'opération ou de la rupture de la tumeur, a toujours paru un fait très-curieux, quelquefois difficile à expliquer.

Que les deux bouts de l'intestin ouvert et divisé s'accolent en arrière, pour venir s'aboucher tous deux à l'ouverture abdominale, après avoir contracté avec la séreuse des adhérences qui empêchent aux matières fécales de se répandre dans l'abdomen, et les dirigent vers l'orifice anormal, de manière à établir là une nouvelle voie d'excrétion, qui réduise à l'inutilité toute la partie intestinale qui se trouve au-dessous, en même temps que l'ouverture naturelle, — ce sont là des faits ordinaires et connus. Le génie chirurgical a su tirer de cette observation des moyens trop bien raisonnés et trop efficaces pour remédier, en pareil cas, à l'infirmité dégouttante qui résulte de cette voie anormale d'excrétion, pour qu'on puisse douter que ce soit là le procédé que la nature emploie le plus souvent pour la guérison des hernies abandonnées à elles-mêmes ou opérées trop tard.

Il est cependant un mode de guérison spontanée exempt d'infirmité durable, que je ne crois pas avoir été encore observé, que j'ai eu occasion, comme je l'ai déjà indiqué, de rencontrer quelquefois, et qui me paraît le plus propre à rendre compte de quelques cas de guérisons d'anus anormaux plus ou moins anciens obtenus sans opération, et dont le mécanisme est certainement celui qui a présidé à la guérison spontanée de l'anus anormal survenu, si longtemps après l'opération, chez notre nègre de Talmont, chez le nommé Boyard, et, plus tard encore, chez le fils Puiraveau, de la Motte de Médis, canton de Saujon, dont le cas intéressant mérite aussi que nous en donnions bientôt l'observation détaillée.

Ce mode de guérison ne paraît avoir lieu que chez les individus dont une portion seulement de la circonférence est tombée en gangrène, l'autre portion du tube étant restée intacte. Dans ce cas, la portion ouverte vient s'appliquer au-dessus ou au-dessous ou à côté de la plaie de l'opération d'une manière exacte par ses bords, à la paroi abdominale, qui complète ainsi la portion manquante du tube digestif et en bouche alors l'ouverture. Il résulte alors de cette disposition une sorte de demi-canal rétréci, une véritable gouttière, dans laquelle les matières fécales, rendues moins solides, peuvent encore continuer à circuler. Si on a, en effet, la précaution de pratiquer souvent, dans la direction du bout inférieur de l'intestin, des injections délayantes, qu'on sollicite par des lavements tantôt laxa-

tifs, tantôt nourrissants, l'énergie du gros
intestin ; que les aliments administrés par l'estomac soient de nature à donner lieu à des
matières peu consistantes ; que le malade soit
exactement tenu dans le décubitus dorsal, et
que l'anus anormal, surtout s'il en découle
encore un suintement stercoral, soit soutenu,
pendant assez longtemps, par une exacte et
douce compression, il en résulte presque toujours que la portion rétrécie de l'intestin se
dilate peu à peu, que ses adhérences se ren-
forcent, forment des brides, comme celles qui
existent sur le gros intestin, où les matières
plus solides exigent plus de consistance, et que
ces matières prenant vers en bas une marche
de plus en plus facile, l'ouverture anormale
finit par s'oblitérer complétement sans opération.

Nous avons trouvé une disposition tout à
fait semblable, et qui est des plus propres à
justifier notre théorie, chez un ancien artilleur
de la marine, un nommé Latreille, dans la
commune d'Epargnes, mort d'une affection
aiguë de la poitrine, et qui, trois ans auparavant, avait eu une hernie étranglée du côté
droit, et qui n'avait point été opéré. Lorsque

nous avions été appelé, à cette époque, l'étranglement remontait à plus de quatorze jours. Il n'existait plus alors qu'un dépôt stercoral d'un assez petit volume, rouge, prêt à se rompre, et qui, à l'aide d'un simple cataplasme émollient, se ruptura, en effet, quelques heures après, et donna lieu à la sortie d'une assez grande quantité de matières fécales, et d'une dizaine de noyaux de cerises, cause prochaine, probablement, de l'étranglement et des accidents inflammatoires survenus dans la tumeur.

Six semaines après, l'anus anormal était parfaitement guéri, sans autres soins que ceux que nous avons indiqués plus haut.

Lorsque, plus tard, cet homme vint à mourir de son affection de poitrine, les phénomènes qui s'étaient manifestés à l'occasion de sa hernie nous ayant fait naître le désir et inventer les moyens d'examiner l'état des organes de l'abdomen, pour arriver à la solution d'un problème que je cherchais depuis longtemps, voici, en résumé, les dispositions anatomiques que nous révéla l'autopsie.

La hernie avait été formée par une anse d'intestin grêle et une petite portion du grand épiploon, lequel, un peu échancré, présentait sur son bord libre plusieurs franges qui venaient s'insérer à la paroi abdominale, au-dessus de l'anneau.

La perte de substance qu'avait dû éprouver l'intestin devait être de forme ovalaire. Son grand diamètre, un peu oblique en apparence, à la cavité intestinale, se trouvait appliqué exactement et accolé à la paroi abdominale, un peu au-dessus de l'ouverture anormale. Son étendue était de 4 centimètres environ. La plaie de l'abdomen paraissait elle-même fermée par une cicatrice très-résistante, un peu déprimée, et qui paraissait aussi formée de plusieurs franges irrégulières, restes évidemment de l'enveloppe péritonéale adhérents à l'anneau et passés à l'état fibreux. La paroi postérieure de l'intestin était comme bridée aussi par une bandelette fibreuse adhérente également à la paroi de l'abdomen, comme pour soutenir et renforcer l'intestin.

Le canal intestinal n'offrait guère, dans cet endroit, plus que la moitié de son calibre ordinaire, et, par le fait de ce rétrécissement, présentait là enfin comme une autre valvule.

OBSERVATION

Le cas du jeune Puiraveau, de Médis, que nous n'avons fait qu'indiquer, est le suivant :

Ce jeune homme, âgé seulement de 20 ans, très-actif aux travaux de la campagne, et atteint, dès son enfance, d'une hernie inguinale du côté gauche, avait passé tout le dimanche et la nuit suivante à danser. Il en était sorti le matin, couvert de sueur, et s'était couché sans changer de linge. Lorsqu'il se leva, quelques heures après, il éprouva de violentes coliques et des envies de vomir, ce qui ne l'empêcha pas de se mettre en route, pour accompagner son frère, qui avait à conduire une charrette chargée de grains à Cozes, éloigné de Médis d'environ vingt kilomètres. Pendant toute la route, le jeune Puiraveau ne cessa de souffrir horriblement, et d'éprouver des vomissements, en même temps qu'une toux très-violente.

Ignorant la véritable cause de son indisposition, ou ne voulant pas la faire connaître, il avait persisté à continuer son chemin ; mais, près d'arriver à Cozes, se sentant trop souffrant pour retourner chez lui, il se rendit chez des parents, qui demeuraient encore à une certaine distance.

Les accidents ne firent qu'augmenter et les vomissements stercoraux devinrent plus rapprochés et plus déchirants. Sa tante, qui se rappelait l'avoir vu, dans son enfance, en proie à des accidents semblables, m'envoya chercher. Je le trouvai sous le coup des symptômes les plus prononcés d'une hernie étranglée, à laquelle, par tous les moyens ordinaires, il me fut impossible de remédier, et l'opération, dès ce moment, devenait pour moi le seul remède à employer. Mais les personnes chez lesquelles se trouvait ce jeune homme ne voulant assumer sur elles une si grande responsabilité, sans l'assentiment de ses parents, et craignant, d'ailleurs, qu'il ne mourût des suites de cette opération, voulurent, auparavant, faire venir son père, qui n'avait pas supposé que l'indisposition, qui avait empêché son fils de retourner chez lui, dût présenter autant de gravité.

Le mercredi, le père étant venu, ne voulut rien décider non plus sans avoir, auparavant, pris conseil de sa femme ; il retourna à Médis, d'où il ne revint encore que le vendredi soir, accompagné d'autres parents, de voisins, dont il avait fallu prendre conseil aussi, et avec lesquels le médecin dut avoir, à son tour, à discuter et à traiter de toutes les manières. Le malheureux jeune homme était exténué, et pourtant, il y avait encore, dans la tumeur, de la sonorité et une certaine rénitence.

Ayant déclaré, enfin, que l'opération ne pouvait être plus longtemps différée, je la pratiquai, assisté du Dr Laurent, dans la nuit même du vendredi, après avoir fait transporter le malade dans une maison voisine.

La tumeur, qui avait le volume de la moitié du poing, offrait cela de remarquable, que le collet était très-dur, qu'elle occupait tout le scrotum, et pouvait faire supposer qu'avec les mouvements violents que s'était donnés le malade, la marche longue qu'il avait faite, la toux et les efforts de vomissements qu'il avait eu à supporter, il y avait eu, peut-être, rupture du sac, que les parties pouvaient être renfermées dans la tunique vaginale, ou que le sac, très-distendu, devait contenir une très-grande quantité de sérosité roussâtre.

Toutes ces circonstances avaient été calculées d'avance, de manière, le cas échéant, à y satisfaire dans l'opération.

Tout étant convenablement disposé, une in-

cision de dehors en dedans fut pratiquée, dans
la direction du pli de l'aine, transversalement
au collet de la hernie, et convertie en T, par
une incision plus longue, descendant jusqu'au
bas du scrotum. Le sac, mis ainsi très-large-
ment à nu, sans lésion d'aucun vaisseau im-
portant, adhérait d'une manière très-étroite aux
parties environnantes.

Une très-petite ponction ayant été pratiquée
à sa partie inférieure et externe, permit d'y introduire l'extrémité d'une sonde cannelée, qui
donna lieu aussitôt à la sortie d'une certaine
quantité de sérosité rougeâtre, servit à conduire le bistouri pour l'agrandir, et introduire,
à la place de la sonde, les doigts index et mé-
dius, pour inciser, de bas en haut, jusqu'à
l'anneau, l'enveloppe péritonéale.

Les parties contenues étaient une portion du
grand épiploon très-hypertrophiée, d'une couleur commençant à devenir très-noirâtre, mais
encore assez ferme, et une portion de l'iléum,
d'une étendue de quatre pouces environ, très-
ardoisée aussi, mais assez rénitente encore.

Ces parties avaient contracté avec le sac de
nombreuses et de solides adhérences. Celles
qui unissaient l'épiploon à sa face interne et

au collet étaient surtout très-résistantes et très-
anciennes, et indiquaient que, depuis longtemps, cette partie des organes herniés n'avait
pas été réduite, ce qui se rapportait, d'ailleurs, parfaitement aux assertions du malade,
qui, depuis plusieurs années, avait très-bien
senti, dit-il, la tumeur diminuer dans certaines
positions, mais ne jamais disparaître entièrement.

L'anneau une fois dilaté, au moyen du bistouri boutonné, dirigé sur la pulpe du doigt
par une incision supérieure, en même temps
que quelques mouchetures portant sur le pilier
externe de l'anneau, toutes les adhérences
furent successivement détruites, quelques-unes
avec la sonde cannelée, les plus résistantes
avec les ciseaux mousses, ce qui permit de retirer au dehors une portion plus considérable
des organes, afin de mieux reconnaître le point
sur lequel avait porté la constriction, de diminuer le volume de l'intestin, en étendant davantage les gaz et les matières qu'il contenait,
et l'introduire plus facilement dans l'abdomen,
après l'avoir reconnu intact, et pourvu encore
d'assez de vie et de chaleur.

L'épiploon, plus consistant, plus tuméfié et

plus bosselé, fut beaucoup plus difficile à réduire.

L'opération terminée sans accidents immédiats, et l'appareil du pansement maintenu avec une légère compression, au moyen du spica de l'aine, formé, comme nous avons l'habitude de le faire, avec le mouchoir de Mayor, et le malade replacé dans son lit, les selles recommencèrent quelques heures seulement après l'opération.

Le malade, qui, dès les premiers instants de l'étranglement, avait éprouvé de la toux qui sans doute avait contribué aussi à amener cet accident, n'en continua pas moins, avec la même intensité, après l'opération, ce qui occasionnait, à chaque secousse, dans le foie et dans tout l'abdomen, de violentes douleurs.

L'opération avait eu lieu le 1er décembre 1836. Le 3, il fut procédé à la levée du premier appareil.

La plaie était en bon état, le sac très-épaissi, enflammé et couvert de bourgeons d'une bonne nature.

Le 4 décembre, la toux augmente encore, s'accompagne d'une douleur très-vive au côté droit de la poitrine, crachement de sang, et tous les caractères d'une péripneumonie aiguë, réclamant un traitement antiphlogistique très-actif. Ce n'est qu'après douze jours que cette affection put être enrayée. Il est probable qu'elle tirait son origine des mêmes circonstances qui avaient amené l'étranglement, c'est-à-dire de l'exercice forcé que le malade s'était donné à la danse, et du refroidissement qu'il avait dû éprouver à la suite.

La plaie de l'opération, quoique un peu douloureuse dans les efforts de toux, n'en continue pas moins à aller très-bien jusqu'au 26e jour, lorsque, dans le pansement, on trouva un lombric dans l'appareil. La présence de l'entozoaire ne pouvait laisser de doute sur une perforation intestinale. Il fut impossible, néanmoins, de constater alors, ni dans les jours suivants, aucune trace de matières fécales à l'extérieur, ni de signes d'épanchement dans l'abdomen. Cette partie, devenue moins douloureuse dans les efforts de toux, ne l'était pas davantage à la pression, et ne présentait non plus ni fluctuation ni météorisation, et les selles continuèrent à se faire après comme elles l'avaient fait jusque-là, d'une manière régulière, quoique toujours un peu liquides, à cause de la nature des aliments, et des lavements administrés à dessein, jusqu'à la cicatrisation complète de la plaie extérieure qui, présentant, par intervalles, quelques petits tubercules qu'il fallut cautériser, ne devint définitive et tout à fait solide qu'au bout de six semaines.

L'appétit, depuis même la cessation de la phlegmasie de poitrine, avait repris beaucoup d'activité, et rendait le malade extrêmement impatient.

Ayant, à la fin, pensé, comme lui, qu'il pouvait, désormais, se lever sans danger, et prendre, sans inconvénient, des aliments plus solides, il survint, presque aussitôt, une constipation opiniâtre, qui ne tarda pas à amener du gonflement au ventre, au voisinage de l'anneau une douleur intérieure assez vive, et des vomissements qui durent me faire craindre, ou un étranglement nouveau, ou un épanchement, cette fois, dans la cavité abdominale, par suite de quelque perforation nouvelle survenue à l'intestin.

Néanmoins, des applications émollientes, de légers huileux et quelques bains de siége ayant amené de la détente, en même temps que la liquéfaction des matières fécales, qui s'étaient probablement arrêtées au point où, par l'effet de la perforation qu'il avait éprouvée, l'intestin présentait probablement aussi un rétrécissement, il s'en suivit une diarrhée qui dura quelques jours, et rétablit l'ordre des fonctions.

Ce calme, cependant, ne dura pas longtemps, et, quelques jours après encore, lorsque le malade croyait, de nouveau, pouvoir revenir à des aliments plus abondants et plus solides, survint une seconde obstruction, qui ne cessa encore qu'à l'aide de potions laxatives et des mêmes remèdes.

A quelque temps de là, enfin, il y eut une troisième crise, et ce n'est même qu'à la suite de quelques autres accidents semblables, mais de plus faibles en plus faibles, qu'éprouva le malade, qu'il put retourner dans sa famille, au milieu du mois de février, deux mois et demi après son opération.

Nous avons eu de ses nouvelles bien des années après. Nous l'avons revu à Cozes. Il ne s'était déclaré chez lui aucun autre accident. Les fonctions digestives avaient toujours continué à se faire régulièrement. Il avait repris toutes ses forces, pris de l'embonpoint, et était devenu père de famille. Nous savons qu'il est mort il y a six ans seulement, plus de 25 ans, par conséquent, après son opération, dans la commune de Sablonceaux, où il était marié, et des suites d'une maladie tout à fait différente.

Chose importante à noter aussi, c'est que, malgré tous les désordres qu'il avait éprouvés pendant sa maladie, les travaux et les exercices pénibles auxquels s'était livré ce jeune homme, après sa guérison, il n'avait reparu, chez lui, aucune trace de hernie.

Plusieurs circonstances sont à considérer dans cette observation.

1° L'ancienneté et la forme de la tumeur, qui pouvaient en imposer pour une autre maladie, et jeter dans l'embarras sur le véritable traitement à administrer, ou, tout au moins, sur les complications que pouvait présenter cette hernie, d'une forme si singulière.

2° L'extrême épaississement du sac, qui, par suite de son développement, avait envahi rapidement tout le scrotum, et pouvait être confondu avec un hématocèle.

3° Après l'ouverture même du sac, la composition de la tumeur, formée par une partie devenue depuis longtemps irréductible, portion d'épiploon passée à l'état d'hypertrophie partout étroitement unie avec le sac, une portion intestinale restée toujours mobile et celle qui, probablement, dans certaines positions, donnait à la tumeur plus de développement.

4° L'exercice violent et les accidents à la poitrine, qui avaient amené l'étranglement, et le temps considérable qui s'était écoulé jusques au moment de l'opération.

5° L'épaississement, non-seulement du sac, mais surtout du collet, qui, d'après la théorie de Malgaigne, qu'il a, sans doute, abandonnée, aurait bien pu devenir, ici, l'agent essentiel de l'étranglement, si on pouvait facilement expliquer que ce collet, qui avait si longtemps laissé pénétrer dans le sac, devenu lui-même irréductible, les viscères sans les étrangler, l'ait pu faire précisément dans ce moment, sans admettre plutôt que, par suite de la marche forcée et des exercices auxquels s'était livré ce jeune homme, la toux incessante qui était survenue, il ne se soit indroduit cette fois dans le sac une portion intestinale plus volumineuse qu'à l'ordinaire, et que ces efforts n'aient appelé primitivement, dans l'état de ces organes,

un certain degré d'inflammation, ce qui por-
terait toujours à considérer le collet comme
l'agent purement passif de la compression, ne
réagissant que secondairement comme obstacle mécanique contre la dilatation excentrique
des organes qui le traversaient.

6° La sortie par l'anneau d'un ver lombric,
26 jours après l'opération, sans traces de matières fécales au dehors ni d'épanchement à
l'intérieur, est certainement un fait à la fois
heureux et presque inexplicable, sinon par la
lenteur du travail, le peu d'étendue de la lésion
intestinale, la présence, dans le fond de la
plaie, d'un petit tubercule formant valvule, et
que nous avons cru prudent, pour cela, de ne
cautériser qu'avec beaucoup de précautions,
et, en même temps enfin, à cette lenteur de la
cicatrisation qui a permis aux adhérences de
s'établir solidement en arrière.

7° Quant aux accidents arrivés plus tard par
la constipation, et qui ont pu faire croire, la
première fois, après tous les accidents survenus pendant le cours de la maladie, à un
épanchement intérieur, il est possible encore
de les expliquer ainsi :

L'intestin ayant éprouvé, à l'endroit de la

perforation, un certain rétrécissement, et cette portion se trouvant probablement entourée de brides solides, véritables bandelettes de renfort, comme l'autopsie nous a permis de le constater dans le cas du nommé Latreille, il a dû exister de même, chez le fils Puiraveau, une sorte de bourrelet intérieur, véritable valvule intestinale analogue et assez rapprochée de la valvule iléo-cœcale, par laquelle les matières fécales, déjà assez formées à ce niveau, se trouvaient arrêtées, ce qui amenait à chaque fois des accidents de véritable engouement, jusqu'à ce que ces matières, devenues moins consistantes, aient pu franchir le point rétréci de l'intestin.

Et si, plus tard, ces accidents ont cessé d'avoir lieu, c'est que le tube intestinal, dans cet endroit, a dû subir peu à peu un certain degré de dilatation, pour laisser, à la fin, à l'intestin des dimensions assez grandes pour permettre à la marche des matières une circulation plus libre.

8° Pour ce qui concerne enfin la phlegmasie thorachique, qui est venue d'une manière si grave compliquer la maladie chirurgicale, c'est là, sans doute, un de ces accidents qui peuvent être la suite de toutes les opérations sanglantes un peu importantes ; mais l'exercice que le malade s'était donné à la danse, le peu de précautions qu'il avait prises après, les fatigues occasionnées par une course très-longue, par un temps très-rigoureux, sont autant de circonstances plus que suffisantes pour amener un pareil état, sans qu'il soit besoin d'en chercher d'autres causes, et qui devait surtout donner lieu à un tout autre résultat.

Pour revenir encore à la question du mécanisme de l'étranglement, si controversée à une certaine époque, et sur laquelle je me trouve heureusement posséder plusieurs faits, on peut tirer, à ce sujet, quelques nouvelles considérations intéressantes de l'observation suivante :

OBSERVATION

La fille Moreau, de Grézac, âgée de 50 ans environ, portait une hernie inguinale du côté droit, d'un assez petit volume, laquelle, à la suite d'efforts violents et répétés, que s'était donnés cette fille pour pétrir, vint tout à coup à s'étrangler.

La réduction n'ayant pu s'obtenir par aucun

autre moyen, le sac, mis à nu, me parut étran-
glé par l'anneau aponévrotique d'une manière
tellement serrée, et l'introduction du doigt tellement impossible aussi, que je ne crus pas
prudent, dans ce cas, d'opérer le débridement
autrement que de dehors en dedans, selon le
procédé de Beel. Les fibres aponévrotiques
ayant été ainsi divisées, une par une, de la
face cutanée vers la face péritonéale, une simple pression exercée sur le sac, pour juger de
l'épaisseur de ses parois et de la nature des
parties qu'il contenait, suffit pour faire rentrer aussitôt celles-ci dans l'abdomen, laissant
entièrement vide le sac, qui fut réduit à son
tour, sans avoir été ouvert et sans que cette
pratique, assez peu prudente, à la vérité,
n'ait cependant donné lieu, plus tard, à aucun
accident.

Comment aurait agi ici une incision sous-
cutanée, et pu se faire, à travers les parties
extérieures, pour opérer le déchirement de
l'anneau, l'introduction du doigt jugée impra-
ticable, alors même qu'après une dissection
complète de tous les tissus situés en avant, cet
orifice se trouvait entièrement à découvert?
La réduction des parties, après l'incision de

l'anneau, se serait-elle faite si facilement enfin, si le siége de l'étranglement n'avait eu lieu qu'au collet laissé intact ?

OBSERVATION

Nous rapporterons encore, non moins concluante que la précédente, l'observation d'une femme Viger, du même village des Courtets, commune de Grézac, dans la famille de laquelle on ne comptait pas moins, à cette époque, de douze personnes atteintes de douze hernies, et dont quelques-unes étaient mortes auparavant, sans opération, des suites de cette maladie.

Cette femme qui, depuis plusieurs années, était atteinte d'un prolapsus très-considérable de la matrice, s'aperçut, à la suite d'une course précipitée et un peu longue après ses bestiaux, d'une tumeur dans l'aine droite, de la grosseur d'un petit œuf, et qu'elle n'attribua d'abord, malgré les vomissements atroces auxquels elle était en proie, qu'à une glande engorgée par l'effet de la fatigue.

Appelé auprès d'elle, il nous fut facile de reconnaître une hernie crurale avec étranglement, dont les accidents remontaient déjà à plus de quatre jours.

Peut-être la formation de cette hernie était-elle plus ancienne ; mais ce que nous pourrions bien assurer, c'est que, dans tous les soins que nous avions eu précédemment à donner à cette femme, pour son affection de la matrice, nos recherches et notre examen ne nous avaient jamais fait découvrir celle-ci, et on ne nous avait rien dit pour y attirer notre attention.

L'opération nous montra la tumeur formée par une petite portion d'intestin grêle, qui fut facile à réduire aussitôt le débridement, et d'une portion plus considérable d'épiploon, qui, devenu le siége d'un engorgement inflammatoire assez prononcé, donna lieu à une plus grande difficulté pour le faire rentrer.

La disposition aux hernies chez la femme Viger, constitutionnelle et héréditaire dans toute la famille, était tellement prononcée que, trois ans après cette première opération, nous fûmes encore appelé à lui en pratiquer une autre de l'autre côté, tout à fait semblable, dans les mêmes conditions et avec le même succès.

OBSERVATION

Le même cas d'opérations successives de deux hernies crurales, à deux années de distance et avec le même résultat, s'était présenté également auparavant chez la femme Puiraveau, née Coudin, à Méchers, à laquelle nous avions enlevé déjà, plusieurs années auparavant, une tumeur fibreuse du sein, et qui, malgré bien d'autres accidents de famille arrivés depuis, et des conditions de santé en apparence assez délicate, n'en mène pas moins encore aujourd'hui, en 1878, une existence très-active et très-laborieuse.

OBSERVATION

Comme exemples de guérisons assez remarquables, à la suite de hernies plus ou moins compliquées, chez des personnes qui avaient subi, longtemps auparavant, d'autres maladies sérieuses ou d'autres graves opérations, nous citerons encore :

Celui du nommé Puiraveau, ancien aubergiste au champ de foire de Cozes, amputé par nous, quelques années auparavant, de la jambe gauche, par suite d'une chute d'un cerisier, dans laquelle l'astragale avait été complétement luxée, l'articulation tibio-tarsienne complétement ouverte, avec sortie, par la plaie, des téguments des extrémités des deux os de la jambe. Cet homme, en 1878, est encore existant.

OBSERVATION

La guérison également heureuse du nommé Ravet, père, chaisier dans le même village de Sorlut, victime échappée au choléra le plus intense, qui avait régné dans la contrée en 1831.

Excepté donc :

1° Le cas de mort de madame Dequeux, que nous avons signalé le premier avec les considérations pratiques qu'il comportait.

2° Celui de madame Roüedhart, femme d'un ancien receveur municipal de Cozes, opération pratiquée dans d'assez bonnes conditions, mais chez une personne très sensible et très délicate, enlevée en cinq jours par une péritonite.

3° Celle d'un nommé Poirier, ancien tailleur et marchand à Chenac, d'une constitution scrofuleuse, plus que sexagénaire, et opéré *in extremis*.

4° Celle d'un nommé Cochain, ancien forgeron à Chenac aussi, véritable éventration d'un volume égal à celui d'une tête de fœtus, rendue en grande partie irréductible depuis longtemps à cause de ses adhérences, et dont nous trouvâmes, le lendemain de l'opération, à la suite d'une crise avec délire, toute la masse intestinale et l'épiploon étalés sur l'abdomen et pendant entre les cuisses malgré les bandelettes adhésives que nous avions appliquées pour maintenir ces parties réduites, et que nous aurions mieux fait peut-être, comme nous en avions eu l'idée, de remplacer par des épingles ou la suture enchevillée, opération qu'il eût été plus prudent peut-être de ne pas faire, et que nous ne nous étions d'ailleurs décidé à tenter que par sollicitations et en raison d'une guérison obtenue quelques années auparavant avec l'assistance du docteur Robert, de Cozes, dans un cas d'éventration aussi considérable chez une femme Janaud, qui vit encore.

5° Excepté encore la mort d'une femme Rouil, chez M. Durepaire de Lacroix, au logis de Saint-Denis, même commune de Chenac, femme d'une obésité extraordinaire et enlevée comme Madame Rhoüedhart, par une péritonite dans l'espace de cinq jours.

6° Celle d'un nommé Viaud-Botton, à l'Abbaye d'Ambreuil, dans la commune de Grezac, atteint d'une hernie inguinale en même temps que d'un sarcocèle.

7° Celle d'une dame Charron, à Mortagne-sur-Gironde, à laquelle je n'assistais que comme aide avec messieurs Thouin, les médecins de la localité et le docteur Chapparrhe, de Saint-Fort-sur-Gironde, chargé de l'opération.

8° Celle enfin du nommé Reyne, père, à Epargnes, auprès duquel, après quatorze jours d'étranglement, nous nous trouvâmes, le docteur Bouyer, père, de Saintes, et moi, en présence d'un abcès stercoral, duquel nous n'eûmes qu'à faire l'incision et fixer l'intestin à l'orifice de l'anneau, ce qui n'empêcha pas la mort de venir le lendemain.

Depuis 1834, nous comptons donc, jusqu'en 1878, soixante-douze cas d'opérations dans des conditions très différentes et dont nous n'avons cru devoir relater ici, dans l'intérêt de la science, au point de vue de l'exécution, des complications qu'elles ont présentées, des accidents ui en ont été la suite et des considérations pratiques qu'elles pouvaient faire naître, que les plus intéressantes, et de préférence, surtout, celles dont les suites n'avaient pas été heureuses.

Sur cent cinquante cas de hernies à traiter de différentes natures, et dont le résumé statistique se divise de la manière suivante :

Quatre-vingts guéries sans opérations par les moyens ordinaires:

Soixante-dix opérations en y comprenant les deux pratiquées des deux côtés à plusieurs années d'intervalle, chez la femme Puiraveau, de Meschers, et la femme Viger, de Grézac, dont soixante-trois, avec un plein succès et peuvent se classer de la manière suivante :

45 hommes.
24 femmes.
1 enfant de six ans.
—————
70 opérations dont :

48 Inguinales ⎰ 70
22 Crurales ⎱
—————
38 du côté gauche.
32 du côté droit.
—————
70

Toutes opérations dont la durée moyenne du traitement pour celles qui ont guéri à l'exception de celle du fils Puiraveau, de Médis, (qui a été de deux mois et demi), n'a jamais dépassé trente-cinq à quarante jours et pour celles qui ont été suivies de mort, cinq à six jours au plus.

Trois autres opérations pratiquées en 1876-77, qu'il faut ajouter à ce total, ne sont pas sans offrir aussi pour la science un certain intérêt.

Ces trois observations sont :

1re OBSERVATION

Celle du nommé Favre, de Saint-Augustin-sur-mer, opéré le 25 octobre 1876, et tout-à-fait guéri le 21 novembre, malgré les graves complications offertes par la maladie et les accidents très-sérieux aussi survenus pendant le traitement.

Et celle de la femme Raoul, blanchisseuse à Royan, opérée le 11 mars 1877, d'une hernie crurale du côté droit, et tout-à-fait guérie le 15 avril suivant, malgré quelques accidents survenus aussi après l'opération.

Le nommé Fâvre, 65 ans, occupé aux travaux d'exploitation de la forêt des dunes, était depuis plusieurs années en proie à une hernie inguinale volumineuse qu'il réduisait tout seul, mais n'avait jamais cherché à maintenir réduite par des moyens bien réguliers.

Le samedi, 21 octobre, à la suite d'un travail assez fort qui avait consisté, toute la journée, à fendre du bois, il rentra chez lui avec de vives douleurs dans le ventre qui s'accompagnèrent bientôt de vomissements, sans pouvoir réussir, comme il en avait l'habitude, à faire rentrer sa tumeur. Ces accidents ne firent qu'augmenter jusqu'au mercredi 25, époque à laquelle on me fit appeler.

Jugeant, après quelques tentatives de réduction inutiles, l'opération indispensable, j'envoyai immédiatement chercher, à Royan, le docteur Poché, pour m'aider à la pratiquer.

Tout était disposé lorsque mon confrère arriva, et nous pûmes aussitôt y procéder avant la nuit.

La tumeur offrait le volume de plus de la moitié du poing. Elle était mollasse, bosselée et sans résonnance. Nous l'avions jugée d'après ces caractères en grande partie formée par l'épiploon et une partie moins considérable d'intestin, qui devait se trouver engagée en arrière et en dedans, ce que nous démontra en effet l'examen après l'ouverture du sac.

Le débridement opéré par la division du ligament de Fallop au moyen du bistouri boutonné en haut et en dedans avec l'extrémité du doigt, il nous fut facile d'obtenir la réduction de la portion intestinale tout-à-fait libre d'adhérences, mais d'une couleur déjà assez foncée, quoique son volume n'excédât pas celui du pouce. Quant à la partie épiploïque, énormément hypertrophiée avec quelques points ulcérés à sa surface et des adhérences très-solides et très-larges qui l'unissaient en avant et en dehors à l'intérieur du sac, lequel adhérait aussi aux parties extérieures et au pourtour de l'anneau, il nous fut impossible, en raison de son volume et de sa consistance, d'en obtenir la réduction, et nous songions déjà à en opérer l'excision, mais n'ayant pas sous la main l'instrument de Chassagnac, qui nous paraissait le moyen le plus sûr d'achever sans danger cette dernière partie de l'opération, nous dûmes différer jusqu'au lendemain à la compléter, en appliquant provisoirement sur le pédicule formé par ces parties, à leur sortie du canal, une solide ligature.

Le lendemain, nous pratiquâmes en effet, comme nous l'avions décidé, l'excision de cette masse spongieuse, peu affaissée encore, et en proie déjà à une suppuration fétide et abondante, à l'aide de l'écraseur appliqué en avant de la ligature. Cette masse détachée excédait le volume d'une grosse orange. A la suite de cette excision, il se manifesta un peu de fièvre, de la rougeur à la face, une grande vitesse au pouls en même temps qu'un peu d'intermittence et un commencement de sphacèle du sac laissé à dessein dans le fond de la plaie. Les vomissements avaient cessé, mais ce ne fut que le troisième jour après l'opération que les selles, à la suite de l'administration d'un laxatif et d'un lavement, survinrent avec une certaine abondance. Il s'était manifesté un hoquet assez fatigant et une grande sensibilité du ventre.

Le 29, la ligature placée sur l'épiploon se détacha, mais la suppuration par l'effet de la désorganisation du sac, devenant de plus en plus fétide et abondante, nous continuâmes le traitement au moyen des lotions antiputrides avec l'acide phénique, les décoctions et la poudre de quinquina. Ces pansements, aidés d'un régime léger, quoique fortifiant, furent continués jusqu'au 6 de novembre, époque à laquelle la plaie, débarrassée de toutes complications, marcha rapidement, avec régularisation de toutes les fonctions, à la cicatrisation, qui était complète le 20 novembre, sans qu'il se soit manifesté depuis aucune tendance à un nouveau déplacement, malgré les travaux assez rudes auxquels cet homme a recommencé à se livrer pendant toute la saison d'hiver qui a suivi sa guérison, et sans s'astreindre davantage qu'auparavant à l'usage des moyens contentifs dont nous lui avions fait cependant l'obligation.

Nous avons appris que cet homme, à la fin de l'été, était mort des suites d'une affection aiguë des organes de la poitrine, à laquelle nous n'avons point été appelé à donner nos soins.

La femme Raoul, visitée en premier lieu par un de nos confrères de Royan, dont les tentatives inutiles de réduction pendant deux jours, lui occasionnaient des douleurs qu'elle ne pouvait supporter et la portèrent à appeler à sa place le docteur Poché, notre autre confrère, fût aussitôt jugée par celui-ci dans un état pressant d'opération, pour l'exécution de laquelle il me pria de l'assister.

La tumeur que portait cette femme était de la grosseur d'une belle orange. Elle était dure, rénitente, un peu sonore.

L'incision, pratiquée selon notre méthode, de la base au sommet, d'un pli transversal formé par les téguments, qui, chez cette femme, étaient d'une très-grande épaisseur, permit de mettre assez promptement à nu l'enveloppe péritonéale, dont l'ouverture mit à découvert une petite portion de l'intestin grêle placée en arrière et une assez grande portion d'épiploon, dans un état très-prononcé d'hypertrophie , retenue par d'assez faibles adhérences qu'il fut facile de détruire avec l'extrémité de la sonde cannelée et qu'on put de même faire rentrer sans peine en même temps que la partie intestinale aussitôt le débridement porté directement en dedans sur le ligament de Gimbernat, en même temps qu'en haut au moyen de petites incisions pratiquées sur les fibres inférieures de l'arcade crurale.

Aussitôt l'opération, les accidents disparurent peu à peu, mais ce ne fut qu'après 48 heures que les selles commencèrent à avoir lieu, à l'aide de lavements miellés et d'un léger laxatif donné avec l'huile de ricin.

L'état général était bon, mais il ne tarda pas à se manifester dans le sac adhérent aux parties extérieures et demeuré dans la plaie, des symptômes de gangrène, qui, pendant plusieurs jours, jusqu'au dimanche de Pâques, où toutes les parties désorganisées finirent par se détacher, ne cessa d'exiger une très grande régularité au moyen d'excisions de lambeaux membraneux avec des ciseaux mousses, de lotions détersives avec l'eau phéniquée, de ligatures et d'applications continuelles de poudre de quinquina.

La plaie ainsi débarrassée, la cicatrisation marcha rapidement et était tout-à-fait complète le 15 avril. Nul symptôme de déplacement ne s'est encore fait observer et la reproduction de la hernie, en 1878, paraît d'autant moins probable, que les parties opérées présentent une dépression très prononcée et que la malade est très-décidée à ne pas abandonner de sitôt le bandage contentif que par précaution elle se croit obligée de conserver jour et nuit.

A tous ces cas heureux peut-être devons-nous ajouter celui de la fille S..., de Royan, âgée de 19 ans, chez laquelle, par suite d'un

coup de corne de vache, reçu au mois de janvier
1876, il existait dans la direction même du pli
de l'aine une plaie de 15 centimètres à l'extérieur avec perforation du péritoine de 4 centimètres environ et sortie d'une anse intestinale
de la grosseur du pouce, qu'il nous a fallu
maintenir réduite au moyen de deux sutures
internes et de cinq épingles placées sur la
plaie extérieure, ce qui n'a pas empêché, au
bout de cinq semaines, la guérison d'avoir lieu
sans grands accidents et sans nuire surtout à
une grossesse qui datait de plus de 4 mois,
résultat évident d'une perforation d'un autre
genre dont on s'était bien donné garde de se
plaindre, dont moi-même, je l'avoue, pendant
tout le temps que mes soins ont duré, je ne
me suis pas le moins du monde aperçu, mais
qui, à l'époque voulue, à la suite d'une noce, où
la fille S... figurait en qualité de fille d'honneur, ne s'est pas moins terminée, à la stupéfaction de toute la famille, d'une manière très-
prompte et très-heureuse, par la naissance
d'un bel enfant, circonstance au sujet de
laquelle, nous qu'on a bien souvent accusé
d'y regarder de trop près, on nous reproche
aujourd'hui, que nos yeux y voient moins clair,

de n'y avoir pas assez bien vu.

OBSERVATION

La veuve Jaulin, demeurant à Saint-Palais, atteinte d'une chute de la matrice en même temps que d'une hernie crurale datant l'une et l'autre de plusieurs années, à la suite d'une course à pied assez longue sous le faix assez pesant d'un fagot de bois qu'elle rapportait de la forêt de pins qui borde la mer, fut prise de symptômes très violents d'étranglement qui, deux jours après, 9 juin, dimanche de la Pentecôte, la força de m'appeler. La tumeur, du volume d'une petite pomme, était dure, rénitente et très-sonore ; malgré un bain qu'elle avait pris et les manœuvres ordinaires à l'aide desquelles elle avait réussi à la faire rentrer, elle ne put cette fois y réussir. Mes tentatives, qui se continuèrent plus d'une heure, n'ayant été suivies de même d'aucun résultat, je me vis dans la nécessité de proposer l'opération, qui fut aussitôt acceptée, supportée courageusement et d'une exécution facile en raison du peu d'épaisseur des parties.

Les organes contenus dans le sac se bornaient à une anse d'intestin grêle, des dimensions du pouce, d'une couleur un peu brune, mais sans altération bien avancée et sans adhérence. La réduction une fois opérée au moyen d'une incision portée directement sur le ligament de Gimbernat et de deux légères carifications sur l'arcade crurale, je me contentai de retenir une portion du sac dans le canal crural et de rapprocher légèrement les bords de la plaie.

L'appareil contentif, appliqué selon mon habitude au moyen du bandage de Mayor, je revis le lendemain la femme Jaulin, dont la plaie était déjà très rétrécie, exempte de toute complication, et l'état général très bon, quoiqu'aucune selle ne se fût encore déclarée. Quelques lavements miellés, administrés jusqu'au lendemain, n'ayant encore donné lieu à aucune évacuation, 40 grammes d'huile de ricin furent administrés dans une tasse de thé et donnèrent lieu à des selles abondantes, répétées, et assez naturelles, qui continuèrent tantôt naturellement, tantôt à l'aide d'autres petits lavements en même temps que la plaie de l'opération marchait à la guérison, qui était complète le 20, c'est-à-dire 12 jours seulement après... La femme Jaulin, depuis le 25, avait repris sans dérangement toutes ses occupations, son régime et ses habitudes.

CONCLUSIONS

Toutes les considérations que nous avons émises sur certains point pratiques en discussion dans la science, reposent, à la vérité, sur des faits assez peu nombreux, mais ne s'en trouverait-il qu'un seul pour appuyer une théorie, si ce fait est bien reconnu, bien avéré, il peut se reproduire encore, et de quelque part qu'il vienne il confirme toujours une exception aux lois invariables qu'on a voulu donner au mécanisme de l'étranglement dans les hernies.

A ces réflexions relatives aux cas particuliers que nous venons d'énumérer, on pourrait rattacher de même certaines considérations générales, qui ne seraient peut-être pas entièrement dénuées de fondement et sans utilité dans la pratique.

Et d'abord, ce qui prouve bien que la disposition anatomique des canaux aponévrotiques

n'est pas tout-à-fait étrangère au mécanisme
de l'étranglement, dans les hernies, c'est la
fréquence de cet accident bien plus grande
proportionnellement dans les hernies crurales
que dans les hernies inguinales, quoique le
nombre de celles-ci soit infiniment plus considérable, ce qui tient aussi à la direction plus
flexueuse du canal crural, à son étroitesse et à
sa plus grande étendue, quoique dans ce cas, à
la vérité, le collet du sac ait aussi plus de
longueur.

Ce qui autorise encore à penser que l'étranglement ne survient le plus souvent que par
la résistance passive que les anneaux opposent
au développement inflammatoire des parties
qui les traversent, c'est l'impossibilité presque
constante d'obtenir par le taxis la réduction
des hernies épiploïques, l'épiploon, par sa
texture molle et vasculaire étant susceptible
de contracter bien plus vite l'inflammation et
de se développer bien davantage que l'intestin.

Il est notoire aussi que, toutes choses égales
d'ailleurs, l'étranglement est bien moins fréquent
et se borne souvent à un simple engouement
par accumulation des matières fécales, chez
les vieillards, et dans les anciennes hernies

très volumineuses, véritables éventrations dans lesquelles le canal très direct n'offre plus qu'un orifice très évasé, tandis que ce sont les petites hernies récentes, maronnées, dans lesquelles on voit l'étranglement survenir le plus souvent, la réduction par le taxis être le plus difficile et la gangrène se manifester d'une manière plus rapide, ce qui pourtant devrait être le contraire si le collet du sac, devenu plus calleux en raison de son ancienneté, était toujours l'agent unique de la constriction.

Au point de vue opératoire, enfin, si le mécanisme de l'étranglement n'avait jamais lieu autrement que par le collet du sac, on devrait être naturellement conduit à regarder comme inutile et même nuisible (en ce sens qu'il ne pourrait être plus tard qu'une circonstance favorable à la reproduction de la hernie), la dilatation des anneaux dans la kélotomie. La division du collet du sac devrait toujours, dans ce cas, suffire à la réduction, ce qui certainement permettrait rarement la rentrée des viscères. Car c'est à peine, en effet, si dans certains cas, après même les plus larges débridements et les incisions multiples, sur les différents points de l'anneau, on peut toujours y parvenir sans difficulté.

D'après toutes les considérations qui précèdent nous sommes donc forcés d'admettre :

1° Que l'étranglement est presque toujours produit primitivement dans les hernies récentes formées d'emblée et d'un petit volume par les bords seuls des anneaux aponévrotiques, dans lesquels les viscères ont été poussés avec violence.

2° Que si l'orifice de l'anneau est quelquefois l'agent immédiat et primitif de l'étranglement, lorsque une trop grande quantité de parties s'y engage subitement avec effort, il le devient bien plus souvent encore d'une manière consécutive par sa résistance passive au développement inflammatoire des parties qui le traversent.

3° Que si ce déplacement des parties se lie dans certaines circonstances à une affection générale plus ou moins ancienne de l'intestin ou du péritoine qui en est la cause, ce déplacement est bien plus souvent encore borné aux seules parties herniées et occasionné par elles.

4° Que le collet du sac, néanmoins, peut bien, par exception, devenir aussi l'agent primitif de la constriction, et cela de deux manières :

Activement : Lorsque par accident une inflammation locale venant à l'épaissir, il rétrécit ainsi l'orifice qui laisse passage aux viscères.

Passivement : Par une résistance toute mécanique analogue à celle de l'anneau qui s'y joint presque toujours alors que le collet du sac, devenu calleux par son ancienneté et tout-à-fait inextensible quoique libre dans l'anneau, une plus grande quantité de parties par un effort violent et subit vient à s'y engager.

5° Il y aurait toujours, selon nous, cette différence entre l'étranglement par l'anneau et celui infiniment plus rare et possible cependant par le collet seul du sac :

Que, dans le premier cas, la constriction serait toujours le résultat d'une résistance -passive ;

Et que dans le second, elle serait tantôt produite d'une manière active, lorsque par une cause générale ou locale le sac et le collet sont devenus primitivement et isolément le siége d'une inflammation ; et tantôt d'une manière passive, à la suite de nouvelles parties introduites par le fait de la résistance et de l'inexstensibilité du collet dans les hernies très anciennes et dans lesquelles l'anneau aponévrotique est très large et très affaibli.

6° Que si, dans quelques cas extraordinaires, le déplacement à la suite de coups ou d'efforts violents a pu s'opérer subitement à travers une rupture du péritoine, l'écartement lent de quelques fibres aponévrotiques ou musculaires qui recouvraient les anneaux, comme nous en avons été témoin lorsque nous appartenions encore à la marine, dans une opération pratiquée par M. Clémot, chez une femme dont la hernie formée dans l'intervalle des fibres du petit oblique par une portion d'intestin grêle, avait laissé d'abord des doutes sur la nature de la tumeur, circonstances auxquelles certains cas de blessures extérieures avec pénétration et sortie de l'intestin, comme chez la fille S..., sortie à laquelle un état de grossesse assez avancée a pu contribuer d'une certaine manière, il est au moins certain que rien de semblable n'existait chez les nommés Pitard, Boyard, Viaud, et chez les femmes Viger et Puiraveaud, opérées chacune deux fois, ni chez aucune des autres personnes opérées dans des circonstances à le faire supposer.

7° Quant au manuel opératoire, en dernier lieu, dans quel cas le débridement sous-cutané ou le déchirement de l'anneau sans incision des parties extérieures au moyen du doigt introduit dans le canal au-delà de l'étranglement, peuvent-ils constituer une pratique générale et rationnelle !

Pour cette dernière méthode, que sur la foi d'une grande autorité nous avons quelquefois essayé d'employer, nous l'avons déjà dit, non-seulement, dans aucun cas, nous n'avons pu y parvenir, mais plus nous y réfléchissons encore, plus elle nous paraît impossible et inexplicable. Nous avons fait autrefois (1) la critique du mode de compression de l'aorte du même auteur à travers les parois abdominales dans les cas d'hémorrhagie utérine à la suite de l'accouchement, sa méthode d'opérer les hernies nous paraît bien moins explicable encore. Il ne suffit pas d'un grand nom, d'avoir rendu de grands services à la science et à l'art, il ne faut pas toujours s'étayer de son mérite pour faire admettre dans la pratique des choses impossibles.

[1] Voir *Gazette médicale*, 1842.

8° L'opération de la hernie sans ouverture du sac, proposée d'abord par J.-L. Petit et qu'on essaye aujourd'hui de mettre en honneur, dont Messieurs Alphonse Guérin et Affre sont surtout les plus grands partisans, ne peut non plus constituer, selon nous, une méthode générale.

S'il existe entre le sac et les parties herniées des adhérences, comment se dispenser de les mettre à nu pour en faire l'excision ?

Si le collet est très ancien, induré, et constitue une des principales causes de l'étranglement, comment s'exposer à réduire en masse, après le débridement de l'anneau, le sac, l'intestin et l'épiploon, sans crainte de laisser subsister après la réduction un étranglement interne ?

Lorsqu'on respecte ainsi le sac, comment éviter la pénétration dans l'abdomen des liquides épanchés et soumis presque toujours à un certain état de décomposition ? N'est-il pas bien plus rationnel de leur donner issue et d'éviter au contraire avec le plus grand soin qu'ils ne rentrent dans la cavité abdominale ?

Quand on n'a pas mis à découvert les viscères herniés, peut-on bien juger de leur nature et du degré d'altération qu'ils ont subie ?

Comment satisfaire dans ce cas à ce point de pratique en usage de nos jours, de fixer, quand une portion de l'épiploon se trouve contenue dans le sac, un bouchon dans l'anneau pour en opérer l'occlusion, et obtenir de cette manière, s'il est possible, la cure radicale de la hernie ?

Les plaies du péritoine, qu'on ne balance pas à pratiquer aujourd'hui pour l'ablution des organes si importants de l'abdomen, la rate, l'ovaire, la matrice, les énormes éventrations que ces opérations nécessitent, sont-elles devenues si à craindre ?

Quand le sac est très-vaste et très-altéré, n'y a-t-il pas bien plus d'inconvénients à le réduire qu'à l'exciser en partie, à le retenir dans la plaie, pour le livrer au sphacèle, à en suivre et en favoriser la désorganisation, et assurer autant que possible les adhérences du collet avec l'anneau.

Ce ne serait donc tout au plus que dans de très-rares exceptions, dans des hernies récentes de très-peu d'étendue et sans signes d'inflammation intérieure, que le procédé de J.-L. Petit pourrait être admissible.

Si cette réduction des parties herniées après le simple débridement de l'anneau sans l'ouverture du sac, proposée de nouveau comme méthode générale par Messieurs Guérin et Affre, était acceptable d'une manière absolue, ce serait un des arguments les plus puissants contre la théorie trop absolue aussi et tout aussi mal fondée, comme nous pensons l'avoir suffisamment démontré, du mécanisme de l'étranglement par le collet du sac.

Comme appendice, à la suite de toutes les observations qui précèdent, il est encore à propos d'indiquer, comme procédé qui nous est propre, un moyen particulier de contention des hernies, scrotales et ombilicales, assez fréquentes chez les tout jeunes enfants, et qui consiste tout simplement dans l'application sur l'anneau, après la réduction de bandelettes adhésives, entrecroisées sur l'ombilic, étreignant aussi, s'il est possible, la base du sac quand il se trouve assez lâche; et pour les hernies scrotales, de la disposition, en 8, des mêmes bandelettes embrassant la naissance des bourses, à la sortie des cordons du canal in-

guinal, le tout soutenu, au besoin, par un petit
bandage élastique appliqué sur l'entrecroise-
ment même des bandelettes qu'il soutient sur
l'orifice même de l'anneau, et qui, de leur côté,
empêchent aussi de se déplacer le bandage
contentif, qu'il est autrement bien difficile de
maintenir.

— FIN —

IMPRIMERIE DE ROYAN : V. BILLAUD, RUE DU MARCHÉ

www.ingramcontent.com/pod-product-compliance
Ingram Content Group UK Ltd.
Pitfield, Milton Keynes, MK11 3LW, UK
UKHW020333130726
13696UKWH00003B/1316